SOCIÉTÉ DE MÉDECINE VÉTÉRINAIRE

Des départements du Centre

SÉANCE DU 24 SEPTEMBRE 1899

CONFÉRENCE

SUR

LA VACCINATION

CONTRE

LE CHARBON SYMPTOMATIQUE

FAITE

Par M. ARLOING

NEVERS

G. VALLIÈRE, IMPRIMEUR,

Avenue de la Gare, 24.

—

1899

CONFÉRENCE

SUR

LA VACCINATION

CONTRE

LE CHARBON SYMPTOMATIQUE

I

La vaccination contre le charbon symptomatique s'étend de plus en plus dans les contrées visitées par la maladie. Actuellement, elle a franchi les mers. J'apprenais récemment, au congrès international vétérinaire de Baden-Baden, que l'administration de l'agriculture des Etats-Unis s'appliquait à la propager et avait distribué à cet effet 800,000 doses de vaccin dans le courant de l'année dernière.

Cette vaste et constante extension prouve donc que l'inoculation préventive a de sérieux avantages économiques, malgré quelques mécomptes isolés dont nous devons nous efforcer de diminuer le nombre et l'importance.

Avant d'examiner avec vous les surprises et les mécomptes que peut causer la vaccination, je voudrais redire, encore une fois, que l'inoculation n'est pas une pratique à laquelle on doive se livrer sans nécessité ou tout au moins sans avoir de fortes présomptions sur son utilité.

Il ne faut pas oublier que toutes les vaccinations faites avec des virus atténués exposent à des dangers. Elles peuvent, de temps en temps, créer une infection grave ou mortelle au lieu d'une maladie avortée, surtout lorsqu'on se trouve comme nous dans l'impossibilité d'employer toute une gamme de virus atténués.

Par conséquent, on aurait tort de l'offrir aux propriétaires comme une opération inoffensive. Il est prudent de mettre toujours ces derniers en face des avantages et des inconvénients, afin qu'ils les apprécient, les comparent et se prononcent avec la connaissance pleine et entière du sujet.

Cette conduite est particulièrement sage dans des pays comme le nôtre, où les propriétaires ou les fermiers agissent chacun pour leur propre compte. La mortalité par suite de l'inoculation est de 1 pour 1,000 ; mais comme elle sévit très irrégulièrement, elle peut frapper cruellement un éleveur.

On agirait avec une tranquillité d'esprit beaucoup plus grande si les propriétaires étaient syndiqués ou associés, de manière à faire supporter les accidents possibles de l'inoculation par un grand nombre de personnes.

J'ajouterai que si ces associations existaient, les éleveurs emploieraient plus volontiers la vaccination. Il en résulterait donc des avantages considérables, et pour les particuliers, et pour la collectivité.

Je ne saurai donc trop engager nos confrères à user de toute leur influence dans les Sociétés et les Comices agricoles pour amener les propriétaires d'animaux à s'associer dans le but de se garantir mutuellement contre les suites immédiates des inoculations préventives.

Abordons maintenant le sujet principal de cette causerie : la question des mécomptes.

On reproche à la vaccination contre le charbon symptomatique :

1° De causer quelquefois des tumeurs charbonneuses mortelles ;

2° De se montrer quelquefois insuffisante.

II

J'ai dit précédemment qu'il fallait se résigner à voir de temps en temps des accidents immédiats mortels, car, pour les faire disparaître, il faudrait que les vaccins fussent toujours exactement adaptés au degré de réceptivité des sujets vaccinés. Indiquer cette condition *sine quâ non*, c'est dire qu'elle est pratiquement irréalisable. Donc, il y aura toujours quelques accidents. Mais on s'émeut avec raison lorsque ces accidents surgissent d'une manière inattendue et s'accumulent, en quelque sorte, dans une région, dans la clientèle d'un vétérinaire ou dans une ferme. C'est le fait qui s'est produit dans le département de la Nièvre, au commencement de cette année.

En pareille occurrence, on songe tout naturellement à incriminer les vaccins. Je voudrais démontrer que dans la généralité des cas et dans le cas particulier de la Nièvre, la cause du désastre est ailleurs.

a) Je m'empresse de mettre l'opérateur hors de cause. Je tiens pour certain que toujours ou presque toujours, il a pris les précautions d'asepsie et d'antisepsie indiquées pour éviter des complications redoutables.

On reste donc en présence des vaccins et des sujets vaccinés.

b) Je répète que les vaccins n'ont pas été la cause efficiente des accidents observés dans votre pays. Il résulte, en effet, de l'enquête à laquelle je me suis livré, que les vaccins préparés et distribués en même temps que ceux de la Nièvre n'ont donné lieu à aucune plainte dans les localités nombreuses où ils ont été employés. De plus, sur l'invitation de M. le Ministre de l'agriculture, datée du 24 mars 1899, j'ai soumis à une vérification expérimentale le reste des vaccins utilisés au cours des vaccinations malheureuses, recueillis par **M. Teyssandier**, inspecteur des services sanitaires.

Pour des raisons impérieuses d'économie, comme je le fais toujours pour apprécier l'atténuation des virus charbonneux, j'ai inoculé ces vaccins à deux lots de cobayes au lieu de deux lots de taurillons ou de génisses. Chaque animal a reçu sous la peau une dose de vaccin égale à celle que l'on injecte sous la peau d'un bœuf. Il est mort quelques sujets dans chaque lot, un peu plus dans le lot inoculé avec le vaccin n° 2. Autrement dit, les deux vaccins se sont montrés doués d'une activité normale et normalement croissante en passant du vaccin n° 1 au vaccin n° 2.

Si les vaccins ne peuvent être incriminés, force est bien de se rabattre sur les vaccinés.

c) Généralement, on ne se préoccupe pas assez du terrain sur lequel on implante les virus atténués.

On semble admettre que tous les animaux de l'espèce bovine possèdent le même degré de réceptivité et une réceptivité fixe et invariable pour chaque sujet.

C'est une profonde erreur. On sait positivement aujourd'hui qu'il existe sous ce rapport de grandes différences d'une race à l'autre. Les races perfectionnées, dont les individus présentent un tissu conjonctif, lâche, délicat et infiltré de graisse, sont plus sensibles au charbon que les races grossières. Les différences sont telles, que certaines races rustiques peuvent être inoculées d'emblée avec le vaccin n° 2.

On sait aussi, mais empiriquement, que la réceptivité se modifie d'une région à l'autre, d'une ferme à une autre, dans le territoire occupé par une race donnée.

Bien plus, le degré de réceptivité est souvent en mutation ; il augmente ou diminue temporairement sous des influences qui échappent encore à notre sagacité.

Pour moi, c'est à une modification de cette nature qu'il faut attribuer l'accident du mois de février dernier.

Ces assertions ne sont pas de simples vues de l'esprit, elles reposent sur plusieurs faits portés à notre connaissance par nos confrères, particulièrement sur un fait observé à une grande échelle dans quelques cantons de la Suisse, en 1895.

Je demande à vous l'exposer brièvement :

Depuis douze ans, la vaccination était pratiquée dans plusieurs cantons et donnait des résultats très satisfaisants. La proportion des accidents immédiats, à la suite des deux vaccinations, ne dépassait pas 1 0/00.

Tout à coup, peu de temps après l'ouverture de la campagne de 1895, des accidents nombreux éclatent de différents côtés. On soupçonne le vaccin. Je fais suspendre les inoculations et je prépare de nouveaux vaccins avec les soins les plus minutieux. Dès qu'on reprend les inoculations, les accidents reparaissent. On fait venir du vaccin d'une autre source, non seulement les accidents ne disparaissent pas, mais leur nombre augmente.

Cette circonstance a eu pour effet de détourner une partie des soupçons qui pesaient sur nos vaccins. Les soupçons finirent par se dissiper lorsqu'une enquête rigoureuse eut établi que le vaccin utilisé au même moment en France, en Hollande, dans le Tyrol et la Basse-Autriche, préparé en même temps que le vaccin expédié en Suisse, n'avait suscité aucune plainte dans ces pays.

La réceptivité du bétail suisse ou, si l'on aime mieux, la résistance du bétail suisse au virus atténué du charbon symptomatique, s'est donc trouvée subitement modifiée en 1895. Pourquoi ? Je l'ignore. En cherchant dans les conditions ambiantes, on trouvait une forte sécheresse en 1894.

On peut prévoir théoriquement que toutes les causes capables de modifier la phagocytose pourront influer sur la réceptivité (froid, chaleur, état général).

Voilà démontrée une partie de mon assertion.

d) Si l'on étudie, dans ses détails, la distribution des accidents mortels, on observe des différences très intéressantes.

Ainsi, déjà pendant la période heureuse qui s'étend jusqu'à 1895, la mortalité causée par l'inoculation n'est pas identique dans tous les cantons de la Suisse. Elle oscille entre 1, 2 0/00, 0,21 0/00 dans les cantons de Berne, de Vaud, de Fribourg, des Grisons, de Saint-Gall, alors qu'elle est nulle dans les cantons de Glaris, d'Uri, d'Obwalden, de Schwytz, du Valais, de Soleure. En 1895, elle se fixe autour de 7,50 0/00 dans les cantons de Vaud, de Fribourg, des Grisons.

Envisagée dans le canton de Vaud seulement, pendant l'année 1895, elle varie de 40,4 0/00 à 0 0/00, suivant les localités. Et pourtant le vaccin employé par tous les vétérinaires vaudois était le même ; le hasard seul avait attribué tel paquet à tel confrère.

Ces nouveaux faits renferment en eux la démonstration que je voulais faire, c'est-à-dire la preuve que la réceptivité se modifie sous des influences dont l'action est parfois très circonscrite.

Laissez-moi invoquer maintenant des incidents qui eurent pour théâtre une localité du département du Cher, très rapprochée de nous.

Depuis 1887 jusqu'au mois de novembre 1895, un vaccinateur fait un grand nombre d'inoculations avec succès. La proportion des accidents mortels est seulement de 0,14 0/00. A la date précitée, avec le même vaccin, le même jour, il inocule soixante-dix têtes dans une grande exploitation et vingt-huit dans une localité distante de neuf kilomètres de la précédente. Quarante-huit heures après, neuf bêtes contractent une tumeur mortelle dans la région inoculée ; toutes appartiennent à la grande exploitation, où, jusqu'alors, on n'avait pas observé d'accidents.

N'est-ce pas là une preuve que la réceptivité du bétail peut se modifier tout à coup dans un territoire très circonscrit.

c) J'ai avancé tout à l'heure que les modifications de la réceptivité du bétail d'une région ou d'une exploitation pouvait n'être que temporaire. Voici les preuves de cette assertion :

En 1895, le canton de Fribourg avait été durement éprouvé. L'année suivante, pour éviter le retour des accidents, j'ai fait adopter des vaccins spéciaux. La période des inoculations s'est fort bien passée ; mais la valeur préventive de la vaccination fut moins satisfaisante que dans les années précédentes. Aussi, en 1898, on voulut revenir aux anciens vaccins. On y revint avec prudence et dans les localités qui s'étaient le mieux comportées en 1895. Cet essai fut si encourageant que cette année toutes les inoculations ont été faites à la queue avec les vaccins primitifs. Ce retour aux anciens vaccins, si meurtriers en 1895, s'est opéré sans inconvénient.

Il faut donc que la résistance du bétail fribourgeois, subitement affaiblie en 1895, soit aujourd'hui revenue à son degré normal.

Semblable remarque a été faite dans le département du Cher. J'avais promis au confrère, dont les inoculations avaient été malheureuses en 1895, un vaccin spécial pour l'année 1896. Ayant tardé à faire parvenir le nouveau vaccin, l'opérateur dut se servir de vaccin ordinaire ; néanmoins, les suites des inoculations furent très simples.

On conçoit, dès lors, que l'on n'obtienne pas toujours et partout le même résultat, bien que le vaccin reste invariable.

Somme toute, nous nous trouvons en présence d'un bétail dont nous ne pouvons jamais nous flatter de connaître exactement le degré de réceptivité. Il faut donc constamment nous mettre en garde contre des variations toujours menaçantes, localisées ou étendues, individuelles ou générales.

f] Comment nous mettre en garde contre des variations capables de nous surprendre à tout instant ?

Nous pouvons nous garder contre des surprises désagréables et mettre le maximum des chances heureuses de notre côté, en insérant les virus au point où l'expérimentation et la pratique ont démontré qu'ils produisaient l'effet cherché, en causant rarement une tumeur charbonneuse locale ou métastatique. Ce point est situé près de l'extrémité libre de la queue.

Le choix de ce point d'élection ayant donné lieu à d'assez nombreuses critiques, je vais entrer à ce propos dans quelques développements.

En nous appuyant sur des expériences personnelles, nous étions arrivés avec mon regretté collègue Cornevin à choisir l'extrémité de la queue, parce que la structure et la température existant dans cette région se prêtent plus difficilement à l'éclosion des tumeurs que l'on redoute après chaque inoculation. Les caractères anatomiques qui avaient guidé notre choix devinrent bientôt le prétexte des doléances des opérateurs. On trouva le tissu conjonctif sous-cutané trop dense, impropre à recevoir la masse de l'injection. On parla de la malpropreté habituelle de la région, puis des difficultés provenant de l'indocilité des animaux, des hémorragies possibles, etc.

Sur ces entrefaites, deux vétérinaires de l'Est, MM. Guillod et Simon, annoncèrent qu'ils avaient pratiqué plus de deux cents inoculations dans le tissu conjonctif sous-cutané de la région costale, sans la moindre complication. Cette publication fut accueillie par nos confrères, en général, avec une vive satisfaction. On apprit encore que M. Kitt, de Munich, inoculait en arrière de l'épaule avec un vaccin unique.

A dater de ce moment, nous tentâmes de donner satisfaction au vœu général en cherchant expérimentalement le degré de réceptivité des régions facilement accessibles à l'opérateur. Nos expériences nous démontrèrent que l'on pourrait inoculer, avec beaucoup de chances de succès, à la face externe de l'oreille et à la face externe de l'épaule au voisinage de l'épine acromienne.

Dans nos publications et dans les instructions concernant la pratique de la vaccination, nous avons donc désigné au choix de l'opérateur les trois régions suivantes : extrémité de la queue, face externe de la conque, face externe de l'épaule. Le plus grand nombre des opérateurs optèrent pour la face externe de l'épaule ; quelques-uns continuèrent à vacciner à la région caudale.

Mais bientôt nous apprîmes que les accidents post-opératoires étaient plus fréquents à la suite des inoculations faites à l'oreille et à l'épaule qu'après les inoculations à la queue, et que plusieurs vaccinateurs, à la suite de quelques déceptions, étaient revenus spontanément à l'ancien lieu d'élection.

Effrayés, nous ne voulûmes plus endosser la responsabilité des nouveaux choix.

Enfin, postérieurement au congrès international vétérinaire de Berne, pleinement édifiés par les renseignements apportés à l'assemblée et par la connaissance de faits particuliers émanant de nos correspondants, nous avons décidé de biffer, sur les instructions relatives à l'emploi de nos virus atténués, l'inoculation à l'épaule et à l'oreille, et de *recommander particulièrement* l'inoculation à la région caudale.

Je sais que certains confrères, enhardis par une pratique heureuse de plusieurs années, persistent à inoculer soit à l'oreille, soit plus souvent à l'épaule. Ils prennent l'entière responsabilité de leur décision. Mais je dois leur dire encore une fois qu'ils adoptent délibérément une technique qui leur réserve peut-être, plus que l'ancienne, des surprises désagréables.

En d'autres termes, je déconseille franchement de pratiquer l'inoculation à la face externe soit de la conque, soit de l'épaule, *à fortiori* en arrière de l'épaule, et j'engage les vétérinaires praticiens à perfectionner le manuel opératoire de la vaccination à l'extrémité libre de la queue, manuel que nous avons fait connaître. Quelques praticiens injectent directement le vaccin sous la peau de la région coccygienne à l'aide d'une canule piquante assez résistante et ne creusent pas de galerie préalable. C'est une simplification de l'ancien manuel. On pourrait aussi délayer la dose vaccinale pour un bœuf dans un demi-centimètre cube d'eau seulement. La quantité de liquide étant moins grande serait probablement plus facile à loger dans le tissu conjonctif de la queue.

MM. Nocard et Leclainche qui se sont donné la peine de dépouiller les documents relatifs à cette question s'associent à notre manière de faire, car dans la dernière édition de leur livre sur « LES MALADIES MICROBIENNES DES ANIMAUX », après avoir exposé les procédés de vaccination, ils déclarent « *que la supériorité des vaccins lyonnais et de la vieille méthode de la vaccination double à la queue est également incontestable* ».

Voilà une manière de se mettre en garde contre des modifications *latentes* de la réceptivité.

g) Quelle conduite faut-il tenir, lorsqu'on sait manifestement que la résistance du bétail aux vaccins du charbon symptomatique est affaiblie ? Doit-on abandonnner la vaccination ? Non, s'il est démontré que le milieu habité par les animaux conserve des propriétés infectantes.

On peut encore s'assurer une partie des bénéfices de l'immunisation artificielle en inoculant des vaccins plus atténués que les vaccins ordinaires. C'est ce que l'on fait dans plusieurs parties de la Suisse depuis 1896, sur nos conseils.

Naturellement, les vaccins spécialement atténués ne procurent pas une aussi forte immunité que les autres, et, conséquemment, sont moins préservateurs. Mais il vaut mieux sauver un petit nombre d'animaux que de les abandonner tous sans défense aux chances d'infection naturelle.

Au surplus, il est possible d'augmenter l'immunisation en faisant une nouvelle vaccination trois ou quatre mois après la première, avec les mêmes vaccins affaiblis.

J'ajouterai que l'on n'est pas voué indéfiniment à l'usage des vaccins faibles.

J'ai dit précédemment que la susceptibilité exceptionnelle du bétail était souvent passagère. Par conséquent, au bout d'un an ou deux on pourra revenir aux vaccins ordinaires en observant, toutefois, de grandes précautions. Bien entendu, on vaccinera à la queue, on vaccinera un petit nombre de sujets à titre d'épreuve, et on commencera par les localités où les fermes dont les animaux s'étaient le mieux comportés autrefois en présence des vaccins ; peu à peu, si les premiers résultats sont encourageants, on reprendra les anciennes habitudes.

III

On a reproché aussi à la vaccination d'être trop souvent insuffisante.

Ce reproche mérite d'être discuté avec une certaine ampleur.

a) Je reconnais que tous les animaux vaccinés ne sont pas prémunis contre les atteintes ultérieures du charbon symptomatique. Mais nous n'avons jamais prétendu les préserver tous, et pour plusieurs raisons.

La première, parce que le public ne nous permet pas de faire des vaccinations réellement préservatrices. Effectivement, que nous demande le public : de vacciner vite et sans danger, c'est-à-dire de faire un très petit nombre d'inoculations et d'employer des vaccins très affaiblis, conditions défavorables à la création d'une solide immunisation ; car si l'on veut doter des animaux d'une sérieuse immunité, sans leur faire courir de risques, il faut leur inoculer une longue suite de vaccirs, d'abord très affaiblis, ensuite de plus en plus actifs.

C'est avec l'intention de concilier les exigences de la science et celles du public que nous avons préconisé deux inoculations successives, mais avec le sentiment que nous réussissions à demi. La science est toujours là, immuable, à nous reprocher notre faiblesse ; quant au public, il n'est pas encore satisfait puisqu'il réclame une vaccination unique.

En présence de telles exigences, le rôle du bactériologiste est difficile.

b) La seconde raison, d'ordre purement physiologique,

est actuellement encore hors de notre portée Pour des causes qui nous échappent, certains sujets de l'espèce humaine ou des espèces animales ne gagnent pas l'immunité comme leurs camarades ou ne la gardent pas aussi longtemps, bien qu'ils aient été soumis aux mêmes procédés d'immunisation.

Donc, jusqu'à nouvel ordre, étant données les exigences économiques actuelles, il est impossible que tous les animaux inoculés soient *ipso facto* préservés du charbon symptomatique. Si nous supposons un lot d'animaux vaccinés et un lot de sujets non vaccinés exposés aux mêmes causes d'infection, le nombre des cas de charbon qui pourront se développer sera six à huit fois moins grand sur le premier lot que sur le second.

Tel est l'avantage moyen procuré par la vaccination. Il est téméraire d'en escompter un meilleur.

Bref, il faut envisager la vaccination comme on envisagerait une opération industrielle, peser le doit et l'avoir, les avantages probables et les risques à courir, et ne l'adopter que si la somme des avantages l'emporte sur celle des risques et de la dépense.

c) Pourtant, si les déceptions sont inévitables, il est possible d'en diminuer le nombre en réglant sa conduite sur certains faits dont nous devons la connaissance à l'expérimentation et à la pratique.

d) Ainsi, souvent, la vaccination est insuffisante parce qu'elle est faite sur de jeunes veaux qui n'ont pas encore la réceptivité nécessaire pour en tirer parti. Habituellement, les veaux ne bénéficient de l'inoculation qu'à dater du huitième mois, âge où ils deviennent aptes à contracter le charbon spontanément. A vacciner avant cet âge, on s'expose à opérer en pure perte. Il ne faut donc pas s'étonner si, plus tard, ces jeunes animaux sont victimes du charbon.

On m'objectera que dans certaines régions ou certaines fermes, les veaux contractent la maladie avant cet âge. Je n'en disconviens pas. Mais ce sont des cas particuliers auxquels il convient d'opposer des mesures particulières. Là, à tout hasard, on peut recourir de bonne heure à la vaccination. Toutefois, on ne devra pas trop compter sur elle. Le mieux sera de la renouveler une fois et même deux fois pendant l'année, afin de multiplier les occasions de faire coïncider une vaccination avec l'apparition de la réceptivité.

e) La vaccination ordinaire est encore insuffisante parce que les animaux trouvent autour d'eux des germes charbonneux très abondants ou doués d'une forte virulence, hors de proportion avec l'immunisation qu'elle a produite. Dans ce cas, les animaux supportent bien la vaccination et succombent ultérieurement au charbon.

J'ai recueilli plusieurs exemples d'insuffisance qui, à mon sens, sont passibles de cette explication. Ainsi, un vétérinaire vaccine chez plusieurs propriétaires ou dans différentes fermes du même propriétaire avec le même vaccin. La vaccination se montre préservatrice partout à l'exception d'une ferme et habituellement celle où la maladie fait le plus de victimes. Les vaccins étant identiques partout, les animaux s'étant partout également bien comportés au moment de la vaccination, je n'ai vu qu'une interprétation à donner de cette anomalie basée sur l'abondance et l'activité des germes virulents.

Pour sortir d'une situation pareille, il fallait renforcer l'immunité des vaccinés. Deux moyens étaient à notre disposition : employer des vaccins plus énergiques ou répéter les inoculations avec les vaccins ordinaires. Comme je craignais, ainsi que la prudence l'exige, que l'usage de vaccins plus énergiques ne soit pas sans danger, j'ai opté pour le renouvellement des inoculations avec les vaccins ordinaires à la fin de deux ou trois périodes semestrielles successives.

Plusieurs confrères ont suivi cette pratique et sont parvenus à faire rentrer ces anomalies sous la loi commune.

f) La vaccination ordinaire peut encore paraître insuffisante parce qu'on lui demande de protéger les animaux au-delà de la durée de l'immunisation qu'elle confère.

Dans nos publications sur le charbon symptomatique, nous avons fixé à dix-huit mois la durée de l'immunité créée par la vaccination.

Au-delà de dix-huit mois, on ne peut plus tabler sur l'immunisation vaccinale. On n'est donc pas autorisé à inscrire au passif de la vaccination les cas de charbon qui se présentent lorsque cette période est écoulée.

Hâtons-nous d'ajouter qu'en fixant la durée de l'immunité à dix-huit mois, nous n'avons pas eu la prétention de donner un chiffre rigoureux, attendu que le degré auquel on confère l'immunité est très variable. Il est donc bon, si l'on veut continuer à des animaux le bénéfice de l'immunité, de renouveler la vaccination à des intervalles moindres que dix-huit mois. Après avoir dépouillé les excellentes statistiques fournies par la Suisse, il me semble que tout animal destiné à fréquenter des localités dangereuses devrait recevoir trois vaccinations au moins, à douze ou quatorze mois d'intervalle :

La première, à l'âge de huit à dix mois environ.
La deuxième, à l'âge de vingt mois.
La troisième, à l'âge de trente-deux mois environ.

La dernière étendrait son influence jusqu'à cinquante mois, c'est-à-dire au-delà de quatre ans , âge auquel les chances d'infection diminuent très notablement.

g) Enfin, la vaccination est encore quelquefois insuffisante et même dangereuse parce qu'on ne la pratique pas selon les règles dictées par l'expérimentation.

Par exemple, lorsqu'on veut se contenter d'une seule inoculation au lieu d'employer deux vaccins successifs, ou bien lorsqu'on insère le second vaccin longtemps après le premier, au lieu de l'intervalle de dix jours que nous avons indiqué dans nos instructions.

Quand on se borne à faire une seule inoculation, avec le

vaccin n° 2, on s'expose davantage à produire des accidents immédiats mortels et on ne peut pas compter sur une immunisation aussi forte qu'après l'usage des deux vaccins. Ou bien, il faudrait employer un vaccin très énergique qui augmenterait les risques de complications immédiates.

Quand on met un trop long intervalle entre l'insertion des deux vaccins, l'effet de la première inoculation a disparu quand on tente la seconde. La vaccination, dans ce cas, revient à faire une seule inoculation avec le vaccin n° 2 et à s'exposer aux dangers précités.

En conséquence, le mieux est d'inoculer les deux vaccins à dix jours d'intervalle.

<h1 style="text-align:center">IV</h1>

a) Il ressort des pages précédentes que la vaccination contre le charbon symptomatique n'est pas une opération qu'il faille pratiquer empiriquement sans discuter à l'avance les indications et les résultats, qu'il faille pratiquer schématiquement sans souci de l'activité des vaccins comparée à la réceptivité des animaux, qu'il faille pratiquer en s'inspirant uniquement des facilités du manuel opératoire sans se préoccuper des notions acquises par l'expérimentation et la pratique.

On s'illusionnerait si l'on croyait que la question de la vaccination est connue dans tous ses détails. Presque chaque campagne nous révèle quelques faits nouveaux que nous soumettons à l'expérimentation ou au raisonnement expérimental.

Selon les conclusions, nous apportons des changements soit à la préparation des vaccins, soit à l'inoculation proprement dite. Au praticien de faire connaître ses remarques, afin de suggérer au bactériologiste de nouvelles recherches et de contribuer à de nouveaux progrès.

N'oublions pas qu'au point où en est la question, le

progrès dépend principalement de la collaboration des vétérinaires praticiens.

J'en ai donné maintes preuves au cours de cette conférence à laquelle il faut donner maintenant des conclusions définitives.

b/ Disons, à propos des accidents immédiats de la vaccination, que vraisemblablement on ne pourra jamais les supprimer entièrement, parce que si nous sommes, dans une certaine mesure, maîtres de nos vaccins, nous ne sommes pas maîtres de la réceptivité des animaux. Mais nous pouvons les réduire à un chiffre acceptable en pratiquant exclusivement l'inoculation à l'extrémité libre de la queue.

Dans les circonstances où l'on ignore absolument le degré de réceptivité du bétail, ou bien lorsqu'on sait pertinemment que cette réceptivité est très grande, on diminuera le nombre des accidents en remplaçant les vaccins ordinaires par des vaccins faibles.

c/ A propos de l'insuffisance de la vaccination, disons aussi qu'il est impossible de la faire disparaître entièrement. Si, dans le laboratoire, on peut créer une immunité presque absolue contre le charbon symptomatique, il est impossible d'y parvenir dans les conditions de la pratique courante.

Mais on augmentera l'efficacité de la vaccination : 1° en inoculant les jeunes seulement à partir du moment où ils sont aptes à bénéficier de l'opération ; 2° en réinoculant les veaux au cours de la première année, si on s'est vu dans la nécessité de les vacciner trop jeunes ; 3° en renouvelant l'inoculation trois fois pendant les quatre premières années ; 4° en renforçant l'immunité par des vaccinations très rapprochées, si on possède la conviction que les animaux vivent dans un milieu particulièrement dangereux ; 5° en repoussant la vaccination unique et en adoptant la vaccination par deux inoculations faites à dix jours d'intervalle environ.

dj Enfin, il ne faut jamais perdre de vue que la vaccination est une arme puissante avec laquelle on peut vaincre ou contenir toutes les épizooties charbonneuses. Mais il importe de s'en servir avec intelligence et surtout ne pas craindre d'insister sur son emploi. Les dépenses qui seront faites de ce chef seront compensées amplement par les avantages que l'on en retirera. On doit s'efforcer de persuader les éleveurs de recourir à elle plusieurs fois de suite, au besoin, pour lutter contre le fléau.

G Vallière. Imp Nevers